XXII Kupfertafeln

zum

Handbuch

der chirurgischen Anatomie

von

F. Führer,

Dr. med. et chir., practischem Arzt und Prosector an der anatomischen Lehranstalt in Hamburg.

Berlin.

Druck und Verlag von Georg Reimer.

1857.

Erklärung der Kupfertafeln.

Tafel I.

Die Parotisgrube.

A. *m. splenius capitis,*
B. *m. sternocleidomastoideus,* abgeschnitten,
C. *m. digastricus,*
D. *m. masseter,*
E. *m. levator scapulae,*
F. *m. scalenus posticus,*
G. Reste der Parotis,
H. *glandula submaxillaris,* herabgezogen und noch in der Fascie eingeschlagen,
a. *n. facialis,*
b. *plexus anserinus,*
c. *ramus subcutaneus colli,*
d. *ramus submentalis,*
e. e. e. *rami faciales,*
f. *ramus zygomaticus,*
g. *rami temporales,*
h. *rami frontales,*
i. *ramus temporalis superficialis trigemini,*
k. *n. accessorius Willisii,*
l. *n. auricularis magnus,*
m. *ramus descendens hypoglossi,*
n. *n. occipitalis minor,*
1. *arteria carotis interna,* in starkem Bogen nach aussen sich wendend,
2. *a. thyreoidea superior,*
3. *a. facialis,* über und hinter der Submaxillardrüse freigelegt,
4. dieselbe, nachdem sie um den Rand des Unterkiefers sich nach vorn heraufgebogen,
5. *ramus sternocleidomastoideus,*
6. *a. carotis externa,* über den oberen Rand des Digastricus sich herüberbiegend,
7. *a. occipitalis,*

8. *a. auricularis posterior,*
9. *a. temporalis* mit ihren Verzweigungen,
10. *vena jugularis interna,*
11. *v. facialis posterior.*

Tafel II.

Trigonum submaxillare, nach Entfernung der Parotis und Jugularvenen.

A. Unterkiefer, exarticulirt und nach vorn gezogen,
B. Gelenkhöhle des Unterkiefers, von der Kapsel umgeben,
C. Aeusserer Gehörgang,
D. Zungenbein,
E. Unterkieferdrüse, heraufgeschlagen,
a. *m. sternocleidomastoideus,*
b. b. *m. splenius capitis et colli,*
c. *m. trachelomastoideus,*
d. der hintere Bauch des Digastricus, abgeschnitten, *d'.* seine vom *m. stylohyoideus* umgebene Sehne, *d''.* der vordere Bauch des Digastricus, vom Unterkiefer herabgeschlagen,
e. e. *m. stylohyoideus,* durchschnitten,
f. *m. omohyoideus,* zur Seite gezogen,
g. *m. hyothyreoideus,*
h. *m. mylohyoideus,* nach hinten abgeschnitten,
i. *m. hyoglossus,*
k. *m. styloglossus,*
l. *m. pterygoideus internus,* von hinten und unten gesehen, überzogen von der *fascia pterygoidea* (*lig. stylomaxillare*),
m. *m. levator scapulae,*
n. *mm. scaleni,*
o. *m. pterygoideus externus,* mit der Kapsel vom *proc. condyloideus* abgeschnitten;
I. *a. carotis communis,*
II. *a. carotis externa,*
III. *a. thyreoidea superior,*
IV. *a. facialis communis,*
V. *a. lingualis,* aus einem gemeinschaftlichen Stamme mit der Facialis entspringend und über dem Zungenbein auf dem *m. hyopharyngeus* freigelegt, nachdem sie unter den *m. hyoglossus* getreten;
1. *n. auriculo-temporalis,*

2. *n. temporalis superficialis,*
3. *n. facialis,*
4. *n. vagus,*
5. *ganglion cervicale snpremum,*
6. *n. hypoglossus,* auf dem *m. hyoglossus* verlaufend,
7. *ramus descendens n. hypoglossi,*
8. *n. laryngeus superior,* gespalten in den *ramus externus* und *internus,*
9. *n. glossopharyngeus,*
10. *n. lingualis,* hinter dem Unterkiefer hervorgezogen.

Tafel III, Fig. 1.

Hinterkiefergegend nach Entfernung der Parotis und Resection des *ramus ascendens mandibulae.*

A. Randstück des Unterkiefers,
B. *fossa glenoidea* des Kiefergelenkes,
C. Aeusserer Gehörgang,
D. der von den Weichtheilen bedeckte Jochbogen,
E. das Ansatzstück des *m. temporalis* an den *proc. coronoideus* des Unterkiefers,
a. Ansatz des durchschnittenen und zurückgeschlagenen *m. masseter,*
b. der mit der Gelenkkapsel und dem Hals der Mandibula verwachsene *m. pterygoideus externus,* schräg abgeschnitten,
c. der mit dem Winkel der Maxilla verwachsene *m. pterygoideus internus,*
d. *ligamentum triangulare* und *fascia pterygopharyngea,* welche beide Muskeln an ihrer Rückseite überzieht und mit einander verbindet,
e. *m. digastricus,*
1. *arteria carotis externa* vor ihrer Bifurcation,
2. *a. temporalis superficialis,*
3. *a. maxillaris interna,*
4. *a. facialis,*
5. *nervus maxillaris inferior,*
6. dessen *ramus alveolaris,* aus dem *canalis dentalis* hervorgezogen,
7. dessen *ramus mylohyoideus,* an der Innenseite des *ramus maxillae* herabsteigend,
8. der *n. lingualis,* mit dem *n. maxillaris* durch eine Ansa verbunden,
9. der *n. buccinatorius,* eingeschlossen in der *fascia buccalis.*

Tafel III, Fig. 2.

Die linke Innenwand der *fauces* und der Rachenhöhle.

A. *palatum durum*,
B. der *vomer*,
C. die Choanen, *concha infima* mit dem mittleren und unteren Nasengange,
D. die Wirbelsäule,
E. die Zungenwurzel,
a. die *uvula* auf dem geraden Durchschnitt,
b. *palatum molle* und *arcus glossopalatinus*,
c. der innere Knorpel der *tuba Eustachii*,
d. *m. levator veli palatini*,
e. *m. tensor veli palatini*, nach Hinwegnahme der Schleimhaut von der äusseren Wand der Tuba. Beide Muskeln umfassen den Eingang derselben,
f. *m. constrictor pharyngis superior*, nach unten abgeschnitten,
g. die von ihm abgelöste Schleimhaut,
h. der untere Lappen der Pharynxwand,
i. die Tonsille,
k. der *m. styloglossus* vor seinem Uebertritt in die Zunge,
1\. 1. 1. *carotis externa*, gleich den übrigen Arterien stark atheromatös, erweitert und gewunden, gegen die Pharynxwand hereingedrängt,
2\. *a. lingualis*,
3\. *a. palatina ascendens* und *tonsillaris*,
4\. *a. pharyngea ascendens*,
5\. *nervus glossopharyngeus*.

Tafel IV.

Fossa sphenomaxillaris.

A. Der äussere Gehörgang,
B. Gelenkhöhle des Unterkiefers,
C. C. der Jochbogen, abgesägt,
D. *processus zygomaticus ossis frontis*, abgesägt,
E. *Antrum Highmori*, dessen äussere Wand weggenommen und an dessen Innenwand das in den mittleren Nasengang führende Ausgangsloch sich befindet,

+ Eine Sonde, welche in eine zweite, hinter dem Thränenkanal im vorderen inneren Winkel des Antrum befindliche Ausmündung führt (S. Taf. VII, *b.*).

F. Unteres Randstück der *mandibula*,

a. *m. digastricus*,

b. *m. stylohyoideus*,

c. *m. masseter*, zurückgeschlagen,

d. *m. pterygoideus internus*,

e. *m. pterygoideus externus*, abgeschnitten,

f. *m. temporalis*, abgeschnitten,

g. *m. buccinator*, von seinem hinteren Ursprung abgelöst und hervorgezogen,

h. *ligamentum stylomaxillare*,

I. *a. carotis externa*,

II. *a. temporalis superficialis*,

III. *a. maxillaris interna*,

IV. *IV. aa. temporales profundae*,

V. *a. meningea media*,

VI. *a. infraorbitalis*, daneben die *a. alveolaris superior* und *sphenopalatina*,

1. Stamm des *n. facialis* an seinem Austritt aus dem *canalis Fallopiae*,
2. *ramus III trigemini* mit gangliösen Anschwellungen an seinem Austritt;
3. *n. auriculo temporalis*, } beide vom Stamme abgeschnitten bei 5,
4. *n. massetericus*, }
6. *n. maxillaris inferior*, aus einer Ansa entspringend, deren hinterer Arm zum Theil sich wieder ablöst und zum *n. lingualis* übergeht. Der Nerv ist nach vorn gezogen. Ihn begleitet die *art. alveolaris inferior*,
7. sein *ramus mylohyoideus*,
8. *n. lingualis*,
9. *chorda tympani*,
10. *n. temporalis profundus*,
11. *n buccinatorius*,
12. *ramus II nervi trigemini*,
13. *n. infraorbitalis*,
14. *n. alveolaris superior*,
15. *plexus infraorbitalis*.

Tafel V.

Gerader Durchschnitt durch den Kopf, die Nasen-, Rachen-, Mundhöhle.

A. *falx cerebri,*
B. vordere rechte Hirnlappen,
C. *sinus frontales,*
D. *sinus sphenoidales,*
E. *concha media,*
F. *concha infima,*
x. eine aus dem mittleren Nasengange in die Sinus frontales eingeführte Sonde,
G. *lamina perpendicularis ossis ethmoidei,*
H. knorpelige Scheidewand der Nase, aus welcher der knöcherne hintere Theil, der *vomer*, grösstentheils hinweggenommen ist,
J. Eingang in die Tuba Eustachii,
K. *velum palatinum,*
L. Tonsille,
M. Pharynx,
N. Durchschnitt der Zunge,
O. Epiglottis,
P. Durchschnitt des Kehlkopfes und der Luftröhre,
Q. Wirbelsäule.

Tafel VI, Fig. 1,

Unterzungenwinkel.

Der Kiefer *A* ist in der Mittellinie durchsägt und nach aussen gedreht, die Schleimhaut zwischen Zunge und Unterkiefer abgelöst, die Zunge *B* nach innen gezogen.
C. Oberkiefer und *palatum durum,*
D. *arcus glossopalatinus,*
E. *velum* und *uvula,*
F. *glandula sublingualis,*
a. Zahnfleisch,
b. accessorische Speicheldrüsen,

1. *n. lingualis,*
2. *ganglion submaxillare,*
3. *n. hypoglossus,* unter dem *genioglossus* hervorgezogen,
4. 4. *arteria lingualis,*
5. *ductus Whartonianus,*
c. *m. digastricus,*
d. *m. mylohyoideus,*
e. *m. geniohyoideus,*
f. *m. genioglossus.*

Tafel VI, Fig. 2.

Die Augennerven und das *ganglion ciliare* nach Hinwegnahme der oberen Orbitalwand und der *fascia orbitae.*

a. *m. levator palbebrae superioris,*
b. *m. rectus superior,*
c. *m. obliquus superior,*
d. *art. carotis interna,*
e. *art. ophthalmica,*
f. *vena ophthalmica superior,*
1. *nervus frontalis,*
2. *n. nasociliaris,* in den *ethmoidalis* und *infratrochlearis* sich theilend,
3. *n. trochlearis,*
4. *n. lacrimalis,*
5. *n. abducens,*
6. *ganglion ciliare,*
7. Zweig des *oculomotorius* zum *obliquus inferior* mit der kurzen Wurzel des Ganglion ciliare,
8. Zweig desselben zum *rectus superior,*
9. Zweig desselben zum *levator,*
10. *n. opticus.*

Tafel VII, Fig. 1.

Die Orbita nach Lostrennung der Augenlider und des Orbicularmuskels. Der Thränensack und Thränenkanal nach Hinwegnahme der vom *proc. nasalis* des Oberkiefers gebildeten vorderen äusseren Wand.

1. *fascia galeae,*
2. 2. *fascia palpebrarum abscissa,*
3. *glandula lacrimalis,*
4. *fascia bulbi,*
5. *m. obliquus superior,*
6. *m. rectus internus,*
7. *m. obliquus inferior,*
8. *ligamentum palpebrale internum,*
9. Reste vom *m. orbicularis,* welche an dasselbe sich festsetzen,

a. Schnittrand des ausgesägten *proc. nasalis,*
b. das nach vorn aufgesägte *antrum Highmori,* eine Sonde ist in die vordere Ausmündung desselben zum *meatus narium medius* eingeführt,
c. hintere äussere Lamelle des Thränennasenkanales, welche ihn vom Antrum abscheidet,
d. der häutige Thränengang und Thränensack,
e. e. die Thränenpunkte, in den unteren ist eine Borste eingeführt, zwischen beiden in der Augenlidspalte die *caruncula lacrimalis,*
f. *m. levator anguli oris,* von seinem Ursprunge abgelöst,
g. *nervus* und *plexus infraorbitalis,*
h. *nervus supraorbitalis,*
i. *n. frontalis.*

Tafel VII, Fig. 2.

Region des Handgelenkes.

I. Daumenballen,
II. *m. abductor digiti minimi,*
III. *aponeurosis palmaris,*
IV. Sehne des *m. supinator longus,*
V. Sehne des *flexor carpi radialis,*

VI. Sehne des *m. palmaris longus,*
VII. *m. flexor carpi ulnaris* mit seiner Sehne,
a. a. *fascia volaris superficialis,*
b. b. *fascia volaris interna,*
c. *Os pisiforme,*
d. d. d. Zum Theil zurückgeschlagene Hautlappen,
VIII. *m. flexor digitorum sublimis,*
IX. Innere Sehne desselben,
1. *art. ulnaris,* unter der *fascia interna* durchscheinend,
2. *a. radialis,* nach Ablösung der Fascia superficialis,
3. Volarast derselben,
4. *arcus volaris sublimis,* mit der Art. princeps pollicis anastomosirend,
5. Zweige vom *n. ulnaris,*
6. *ramus dorsalis n. ulnaris.*

Tafel VIII.

Trigonum carotideum und *cervicale inferius.*

A. das Zungenbein,
B. der Kehlkopf, bedeckt von den langen Muskeln unter der *fascia media,*
C. Schilddrüse, unter den Muskeln am Rande freigelegt,
D. das Schlüsselbein,
a. *m. sternocleidomastoideus,*
b. der vordere Rand des *cucullaris,*
c. der untere Bauch des *omohyoideus,*
d. *m. scalenus anticus,*
e. *m. scalenus posticus,*
I. *a. carotis communis* nebst ihrer Bifurcation,
II. *a. thyreoidea superior,*
III. *a. subclavia,*
IV. *a. thyreoidea inferior,* ausnahmsweise im Bogen über den *scalenus ant.* herübertretend, aus ihr entspringen
m. a. superficialis colli,
n. a. transversa scapulae,
V. *vena jugularis interna,*
VI. *v. subclavia,*
VII. *v. jugularis externa,* ausnahmsweise in die *v. jugularis interna* einmündend,
VIII. *v. supraclavicularis,*

IX. v. jugularis anterior, durch einen *ramus communicans* mit der *v. jugularis externa* verbunden,
X. v. thyreoidea superior,
1. *nervus vagus*, zwischen den Gefässen hervorgezogen,
2. *ramus descendens nervi hypoglossi,*
3. *n. phrenicus,*
4. *plexus brachialis,*
5. *n. auricularis magnus,*
6. *n. occipitalis minor,*
7. *n. accessorius Willisii,*
8. *ramus cervicalis* für den *cucullaris,*
9. *rami supraclaviculares.*

Tafel IX.

Die *regio jugularis* nach Hinwegnahme der weichen Decken und des Manubrium sterni.

A. der Kehlkopf,
B. die Luftröhre,
C. die Schilddrüse,
D. Gelenkfläche des *capitulum claviculae,*
E. E. Gelenkfläche der 1. u. 2. Rippe,
F. die von der Pleura überzogenen und in's Mediastinum hineinragenden Lungenränder,
G. die Spitze des Pericardium, den Bogen der Aorta bis über den Abgang der *anonyma* einhüllend,
H. Reste der abgeschnittenen Thymus,
I. m. sternocleidomastoideus, dessen *portio sternalis* theilweise abgeschnitten ist,
II. m. omohyoideus,
III. m. sternohyoideus,
IV. m. sternothyreoideus, an seinem Ansatz abgeschnitten,
V. V. mm. cricothyreoidei,
1. *arteria anonyma,*
2. *a. thyreoidea media s. infima,*
3. *a. carotis primitiva,*
4. *a. subclavia dextra,*
5. *a. mammaria interna,*
6. *a. laryngea transversa,*
7. *vena jugularis interna,*

8. *v. anonyma sinistra s. transversa,*
9. 9. *venae thyreoideae mediae,*
0. *v. mammaria interna,*
1'. *v. cava descendens,*
a. nervus vagus,
b. ramus cardiacus.

Tafel X.

Die Achselhöhle.

a. m. pectoralis major,
b. m. pectoralis minor,
c. m. biceps,
d. m. coracobrachialis,
e. m. subscapularis,
f. m. latissimus dorsi,
g. m. teres major,
h. caput longum m. tricipitis,
1. 1. *art. axillaris* und *brachialis,*
2. *a. thoracica longa,*
3. *a. thoracica I,*
4. *a. thoracica acromialis,*
5. *a. circumflexa scapulae,*
6. *a. circumflexa humeri posterior,*
7. *a. collateralis ulnaris,*
8. *a. collateralis radialis ex profunda,*
9. *a. circumflexa humeri anterior,*
10. 10. *vena brachialis* und *axillaris,*
11. *v. subscapularis,*
I. nervus medianus,
II. n. musculocutaneus,
III. n. cutaneus internus major s. medius, durch eine Ansa verbunden mit dem *cutaneus minor (IX)*,
IV. n. ulnaris,
V. n. radialis,
VI, VII. n. circumflexus humeri und *scapulae,*
VIII. n. thoracicus dorsalis,
IX. n. cutaneus internus minor,
X. ramus muscularis tricipitis e n. radiali.

Tafel XI.

Ellbogengrube.

a. *m. biceps,*
*a**. *tendo bicipitis,*
b. *m. supinator longus,*
c. *m. pronator teres,* nach innen zurückgezogen,
d. *fascia brachii,*
*d**. *m. triceps,* unter jener durchscheinend,
e. Aponeurotische Ausbreitung der Sehne des Biceps,
f. f. Aeussere Haut,
1. 1. *art. brachialis,*
2. *a. radialis,*
3. *a. ulnaris,*
4. *vena mediana basilica,*
5. *v. basilica,* bis zu ihrem Durchtritt durch die Fascie,
6. *v. cutanea media,*
7. 7. *v. cephalica,*
8. *v. profunda communicans,*
9. *v. brachialis,*
I. *nervus medianus,*
II. *n. radialis,*
III. *n. cutaneus internus,*
IV. *n. cutaneus medius,*
V. *n. cutaneus ulnaris.*

Tafel XII.

Muskeln des Daumenballens.

Fig. 1. Der linke Daumen von der Volarseite.

a. *m. abductor brevis,*
b. Aeusserer Bauch des *flexor brevis,*
c. dessen innerer Bauch,
d. d. *m. opponens,*
e. *m. adductor,*
+ *portio ejusdem vel flexoris brevis,*

f. *m. interosseus dorsalis I s. metacarpalis radialis digiti indicis,*
g. *tendo flexoris longi,*
h. *m. interosseus volaris I s. metacarpalis ulnaris pollicis.*

Fig. 2. Der linke Daumen von der Rückseite.

a. *m. abductor brevis,*
d. *m. opponens,*
e. *m. adductor,*
f. f. *capita m. interossei dorsalis I s. metacarpalis radialis indicis,*
+ *portio accessoria flexoris brevis,*
h. *m. interosseus volaris I s. metacarpalis ulnaris pollicis,*
i. *tendo m. abductoris longi,*
k. *tendo m. extensoris brevis,*
l. *tendo m. extensoris longi,*
m. *aponeurosis tendinea.*

Tafel XIII.

Canalis inguinalis und *scrotum.*

a. a. *fascia lata,* geöffnet und zurückgeschlagen,
b. b. Aponeurose des *m. obliquus externus,* längs des Kanals aufgeschnitten,
c. Cremaster,
d. *funiculus* in der Fascia transversalis,
e. *n. inguinalis,*
f. f. Aeussere Haut,
g. *tunica dartos,*
h. *tunica vaginalis communis,*
i. Testikel, eingehüllt von der Vaginalis propria.

Tafel XIV.

Hernia congenita.

a. a. Aeussere Haut,
b. b. *Tunica dartos,*
c. c. Sehr verdickte *tunica vaginalis communis*

d. d. Mit ihr nach abwärts verwachsene *vaginalis propria*,
e. In derselben der Testikel, von seiner *Albuginea* überzogen,
f. Mit ihr verwachsen in der Tunica propria als Bruchsack ein vorgefallener Netzlappen, mit
g. dem *coecum* in Verbindung,
h. Aponeurose des Obliquus externus,
i. Der von der Fascia superficialis umschlossene vordere Leistenring, Bruch und Samenstrang,
k. *fovea ovalis*,
l. Nach aussen zurückgeschlagene *fascia cribrosa*,
m. n. *vena* und *arteria cruralis*.

Tafel XV.

Regio inguino-cruralis der linken Seite von innen gesehen.

Fig. 1. a. *Ramus horizontalis ossis pubis*,
b. b. *fascia transversalis*,
c. vom *funiculus* eingestülpter Theil,
d. der Samenstrang,
e. Lymphdrüsenstrang, durch den Annulus cruralis durchtretend,
f. *art. epigastrica* mit ihren Venen, die Fascia transversalis durchsetzend,
g. *Septum crurale* und *lig. Gimbernati*, von der Fascia transversalis bedeckt.

Fig. 2. a. Zurückgeschlagene und bei *a'* abgeschnittene *fascia transversalis*, als *septum crurale*.
b. Aponeurose des Transversus abdominis,
c. *Canalis inguinalis*, von jener verdeckt, mit durchscheinenden Bündeln des *Cremaster*,
d. *Lig. Gimbernati*,
e. *Os pubis*,
f. *m. rectus abdominis*,
g. *funiculus*,
h. *n. ileo-inguinalis*,
i. k. *art.* und *vena cruralis*,
l. l. Lymphdrüsen,

m. Aus dem Annulus zurückgezogene Lymphdrüse,
n. *art.* und *vena epigastrica* in der Fascia transversalis, mit ihr herabgeschlagen.

Tafel XVI.

Perinaeum.

Fig. 1. Oberflächliche und mittlere Schicht.

a. a. *fascia perinaei externa*, zurückgeschlagen,
b. Von der *fascia perinaei media* ausgekleidete *fossa ischio-rectalis*,
c. dieselbe vom Tuber und dem Ramus ascendens Ischii abgetrennt und nach einwärts geschlagen,
d. *fascia perinaei media*, über
e. mit dem *lig. perinaei transversum s. lig. ischio-prostaticum* verwachsen,
f. *Lig. tuberoso-sacrum*,
g. *Lig. bulbi*,
1. *m. ischiocavernosus*,
2. *m. bulbocavernosus*,
3. *m. transversus perinaei superficialis*, auf der anderen Seite weggenommen,
4. *m. ischiobulbosus s. erector accessorius*,
5. *m. sphincter ani externus*,
I. *art., ven., nerv. pudendalis communis*,
II. *art.* u. *ven. haemorrhoidalis externa*,
III. *art.* u. *ven. perinaealis superficialis*.

Fig. 2. Dritte Schicht, Perinaeum nach Hinwegnahme der oberflächlichen Muskeln und des Transversus urethrae. Die Cowperschen Drüsen.

a. *Corpus cavernosum abscissum*,
b. *Bulbus urethrae*,
c. c. *Glandulae Cowperi*,
d. nerven- und fettreiches Zellgewebe unter ihnen,
e. nach Hinwegnahme desselben die *fascia perinaei media*, nach vorn zusammenhängend mit
f. *lig. arcuatum*, nach hinten hervorgedrängt durch den *m. transversus perinaei profundus*, hinter welchem sie bei

g. lig. perinaei transversum mit einem *margo falcatus* auf den Levator recti zur Fossa ischiorectalis sich überschlägt (Lig. triangulare).
h. Prostata,
i. Lig. bulbi,
k. Rectum,
l. art. pudenda communis, mit der Art. bulbi und Zweigen zu den Cowperschen Drüsen.

Tafel XVII.

Perinaeum.

Fig. 1. Zweite Schicht, nach Hinwegnahme der oberflächlichen Muskeln.

a. a. Ramus descendens ossis pubis nach Ablösung der *mm. ischiocavernosi,*
b. Tuber ischii,
c. c. Durchschnittene *corpora cavernosa,*
d. Bulbus urethrae,
e. Lig. bulbi,
f. Fascia media, welche sich bei
g. ligam. transversum nach
h. fossa ischiorectalis in die Tiefe schlägt,
i. Der nach vorn unter Fascia media gelegene *m. transversus urethrae,*
k. Der nach hinten unter ihr gelegene *m. levator recti,*
l. Art., Ven., Nerv. pudendales,
m. Lig. tuberoso-sacrum,
n. Bündel vom Gluteus maximus,
o. m. sphincter ani externus.

Fig. 2. Tiefste Schicht, nach Hinwegnahme der Fascia media, des Lig. bulbi, der Mm. transversi urethrae und der Cowperschen Drüsen.

a. Rectum,
b. Bulbus, nach vorn gezogen,
c. c. Innenfläche der absteigenden Schaambeinäste,
d. Prostata,
e. Pars membranacea,

f. Pubo-urethralmuskeln (vorderste Bündel des *m. transversus perinaei profundus*). Auf der rechten Seite sind sie entfernt.
g. *Lig. transversum s. ischio-prostaticum,*
h. *m. levator recti,*
i. i. *art. pudenda communis,*
k. Abgangsstelle der *a. transversa perinaei,*
l. *Corpus cavernosum dext.*, abgeschnitten.

Tafel XVIII.

Trigonum crurale.

a. *portio pectinea s. lamina interna fasciae latae* (*fascia ileopectinea*), unter der Austrittsstelle der Gefässe erhalten,
a'. *portio iliaca s. lamina externa fasciae latae*, vor dem Trigonum abgelöst und abgeschnitten,
b. *m. sartorius*, zur Seite gezogen,
c. *m. rectus femoris,*
d. *m. ileopsoas,*
e. *m. pectineus,*
f. *m. adductor longus,*
g. *m. gracilis,*
h. *m. adductor brevis,*
1. *a. femoralis communis,*
2. *a. circumflexa ilium,*
3. *a. epigastrica,*
4. *a. profunda femoris,*
5. *a. circumflexa externa,*
6. *a. circumflexa interna,*
7. 7. *rami perforantes* und *musculares,*
I. *n. cruralis*, unter dem tiefen Blatte der Fascie hervortretend,
II. *n. saphenus minor,*
III. *n. cutaneus ant.*,
IV. *n. cutaneus ant. ext.*,
V. *n. saphenus major,*
VI. VI. *rami n. obturatorii,*
VII. *vena cruralis,*
VIII. Lymphdrüse.

Tafel XIX.

Regio ischiadica.

A. Das Kreuzbein,
B. Tuber ischii,
C. Lig. tuberoso-sacrum,
I. *m. gluteus maximus,* abgeschnitten,
II. *m. gluteus medius,*
III. *m. gluteus minimus,*
IV. *m. pyriformis,*
V. *m. coccygeus,*
VI. *m. obturator internus,*
VII. *m. levator recti,*
a. *art. glutea* und ihre Verzweigung,
b. *art. ischiadica,*
c. *art. pudenda communis,*
1. *n. ischiadicus,*
2. *n. gluteus inferior,*
3. *n. cutaneus posterior,*
4. *n. pudendalis.*

Tafel XX.

Fossa poplitea (sinistra).

a. *m. biceps,*
b. *m. semimembranosus,*
c. *m. semitendinosus,*
d. *m. gracilis,*
e. e. *m. gastrocnemius,*
f. *fascia poplitea* mit der Sehne des Semitendinosus nach innen gezogen,
I. *art. poplitea,*
II. *ven. poplitea,*
III. *v. saphena minor,*
1. *n. ischiadicus,*
2. *n. popliteus,*
3. *n. peroneus,*
4. *n. suralis.*

Tafel XXI.

Fossa poplitea von der inneren Seite.

A. *Condylus internus femoris,*
B. *Condylus internus tibiae,*
1. *m. biceps,*
2. Der innere Kopf des Gastrocnemius, aufwärts geschlagen,
2'. *bursa articularis interna,*
3. *m. semimembranosus,*
4. Der äussere Kopf des Gastrocnemius,
5. Der innere Bauch des Gastrocnemius, nach aussen umgeschlagen,
6. *m. soleus,*
7. *m. popliteus,*
8. *m. sartorius,*
9. *m. gracilis,*
10. *m. semitendinosus,* } sammt ihrer aponeurotischen Ausbreitung nach innen gezogen,
11. Interstitium synoviale zwischen der Anheftung dieser Muskeln und dem Knochen,
a. *n. popliteus,*
b. *n. peroneus,*
c. *vena poplitea,*
d. *arteria poplitea,*
e. *nervus popliteus,* } am Ausgange der Fossa poplitea.

Tafel XXII.

Senkrechter Durchschnitt durch ein gefrorenes männliches Becken.

A. Symphysis pubis,
B. Os coccygis,
C. Das Rectum, bis zum Aftertheil ziemlich ausgedehnt,
D. Die Portio analis desselben, umgeben vom Sphincter externus und internus,
E. Die Harnblase, mässig zusammengezogen,
F. *Corpus cavernosum sinistrum,*
G. *Bulbus urethrae,*
H. Testikel in der Tunica vaginalis communis,

a. Blasenhals,
b. Pars prostatica,
c. Pars membranacea,
d. Pars bulbosa,
e. Samenblase,
f. Venendurchschnitte des Plexus Santorini,
g. ***m. transversus urethrae,***
h. ***m. transversus profundus,*** zusammenhängend mit Bündeln des Levator recti,
i. ***m. bulbocavernosus,***
k. ***valvula recti,***
l. Peritoneum.

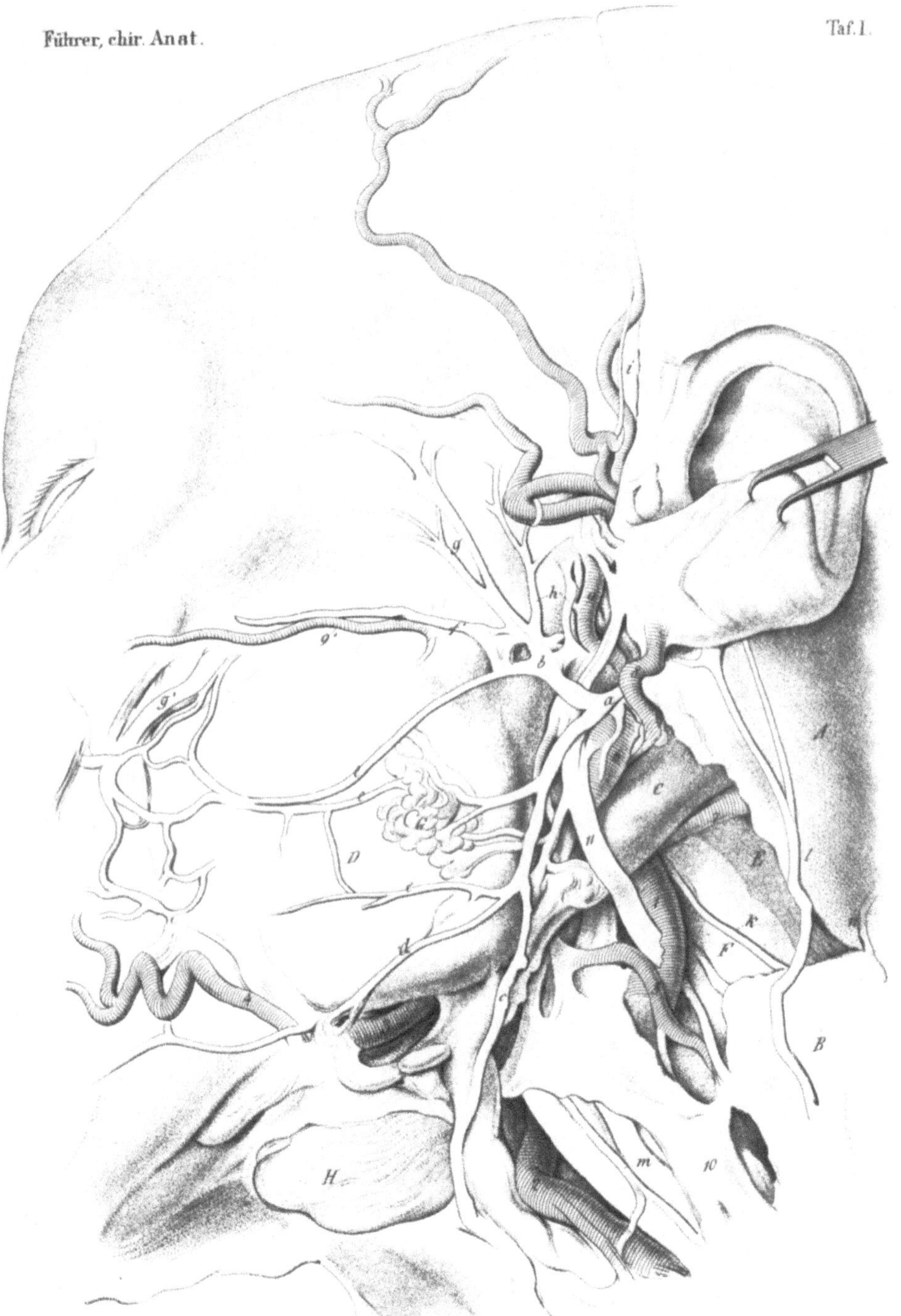

Taf. II.

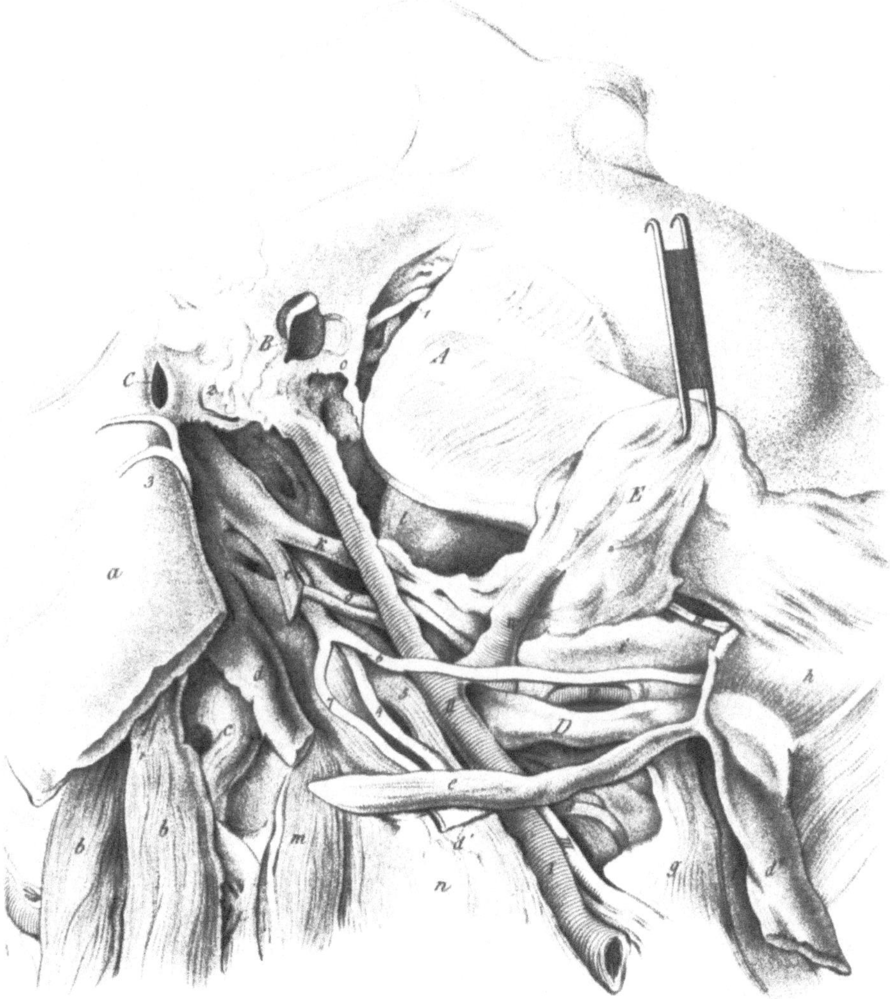

Scaglich sculp.

Taf. III.

Fig. 2.

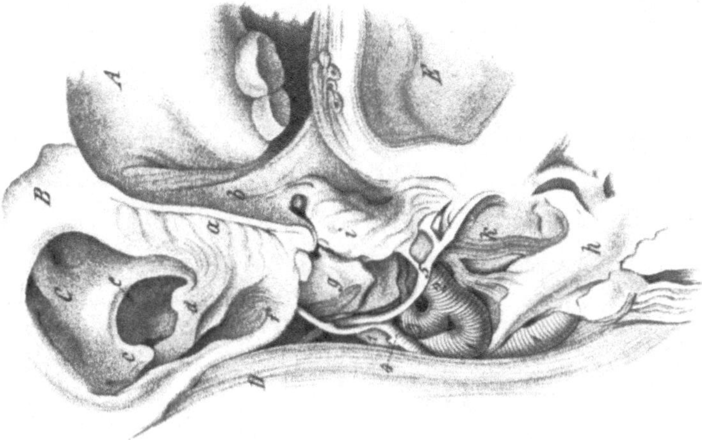

Fig. 1.

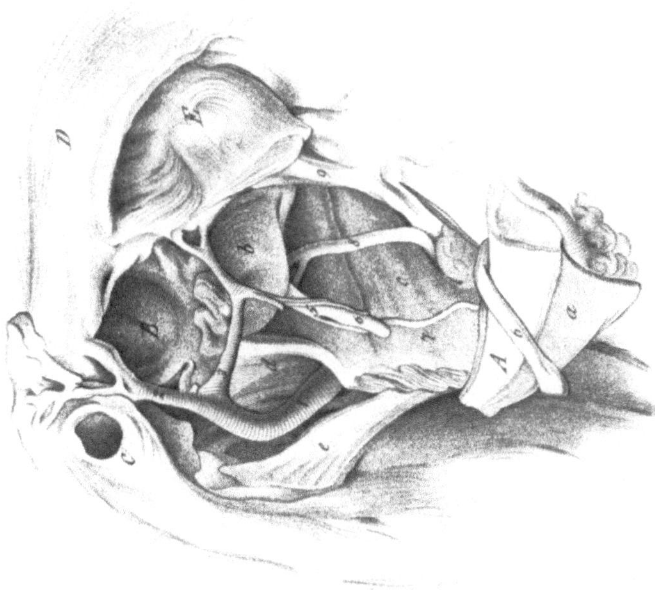

Taf. IV.

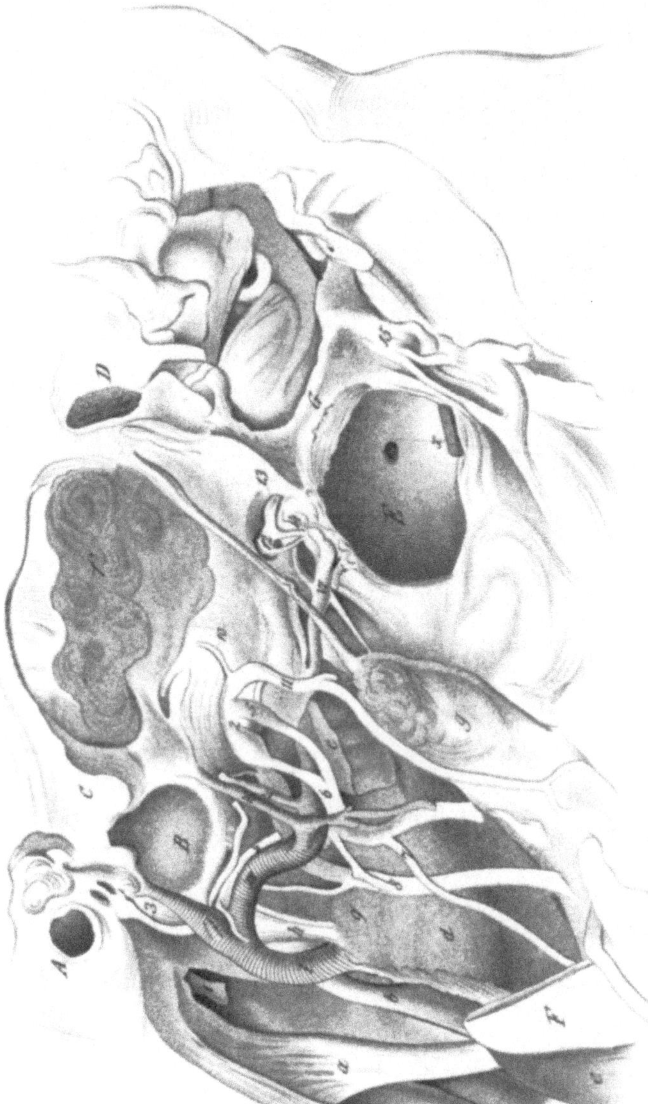

Taf. V.

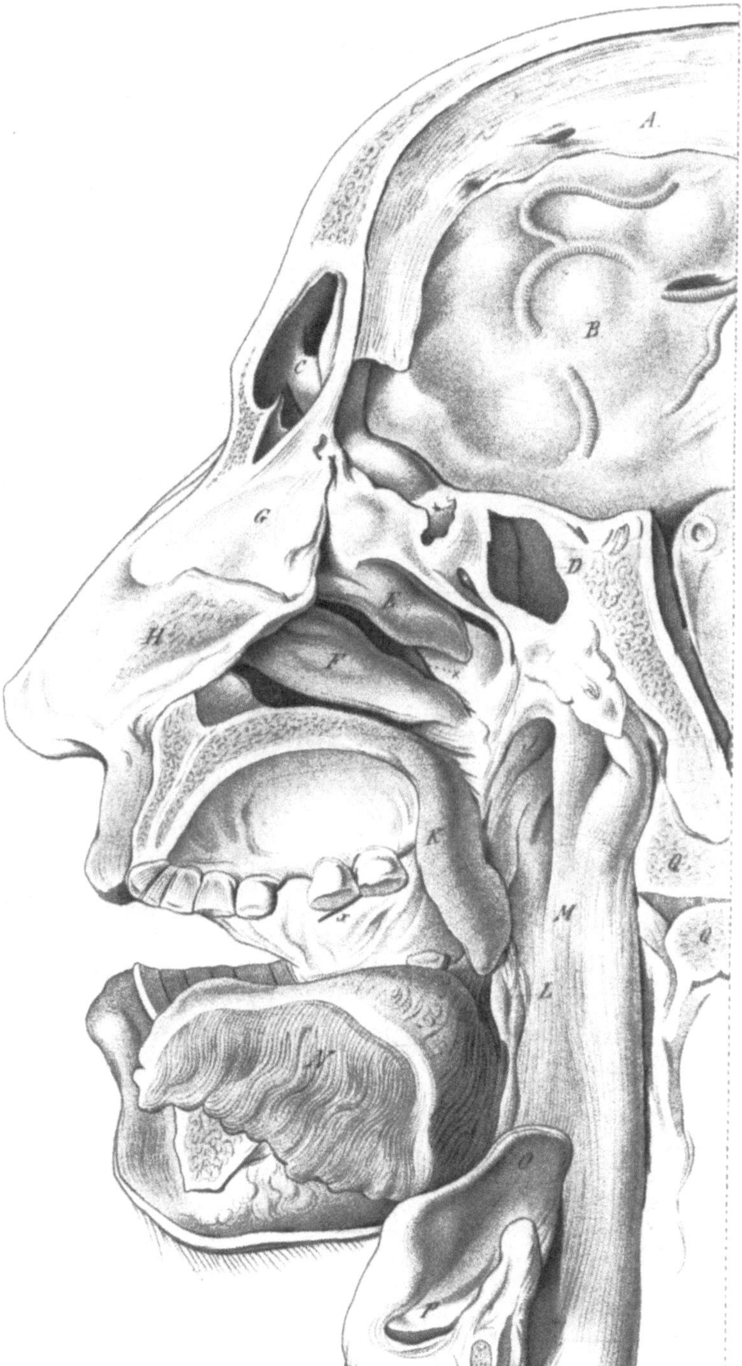

Fig. 1.

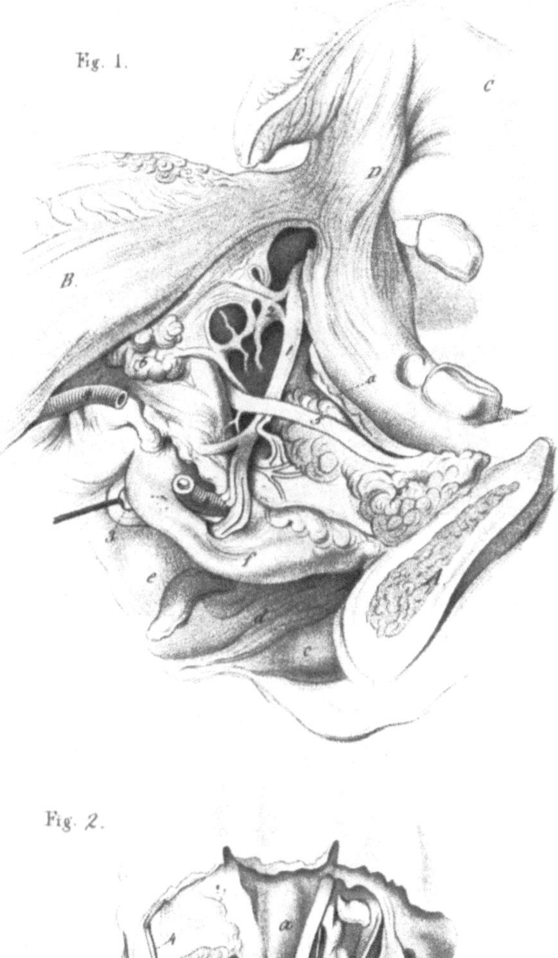

Fig. 2.

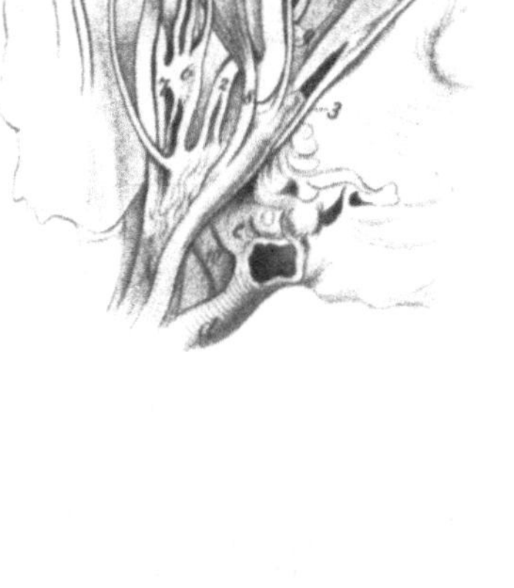

Taf. VII.

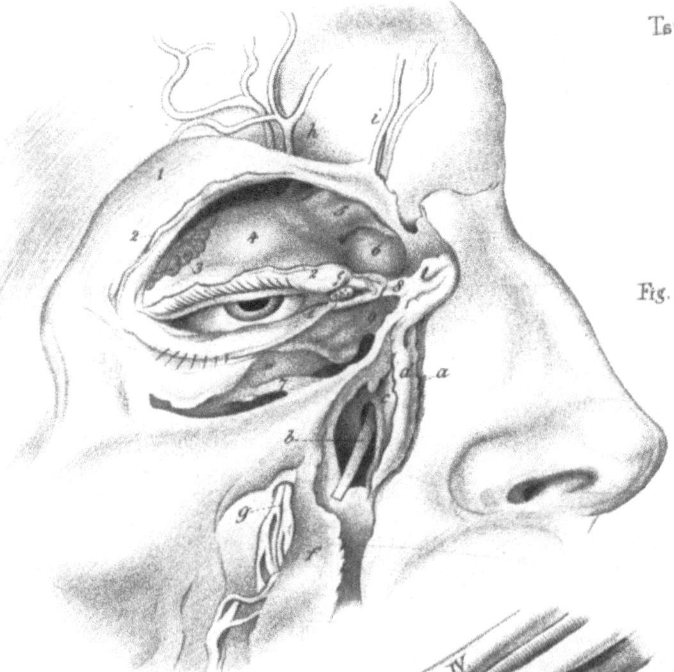

Fig. 1.

Fig. 2.

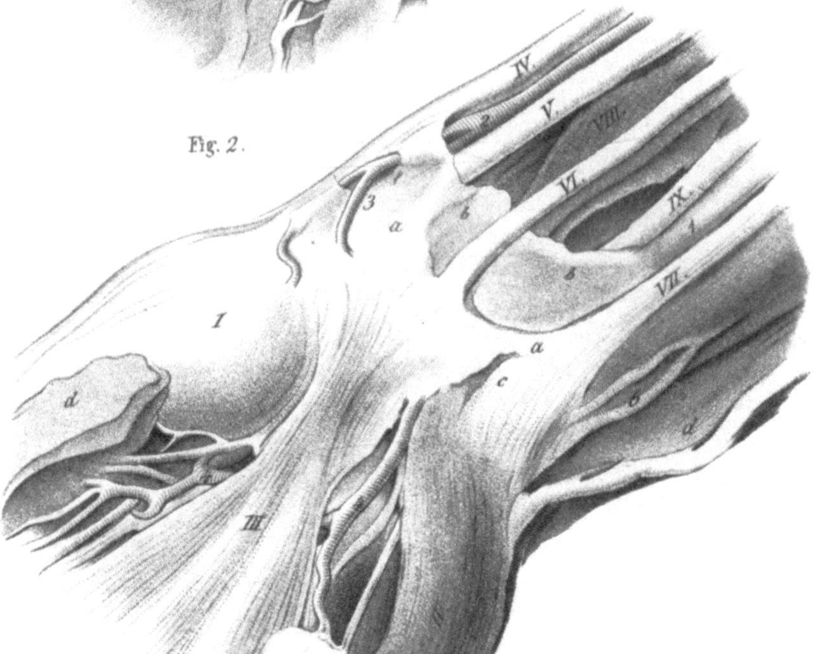

Szaeglich sculp.

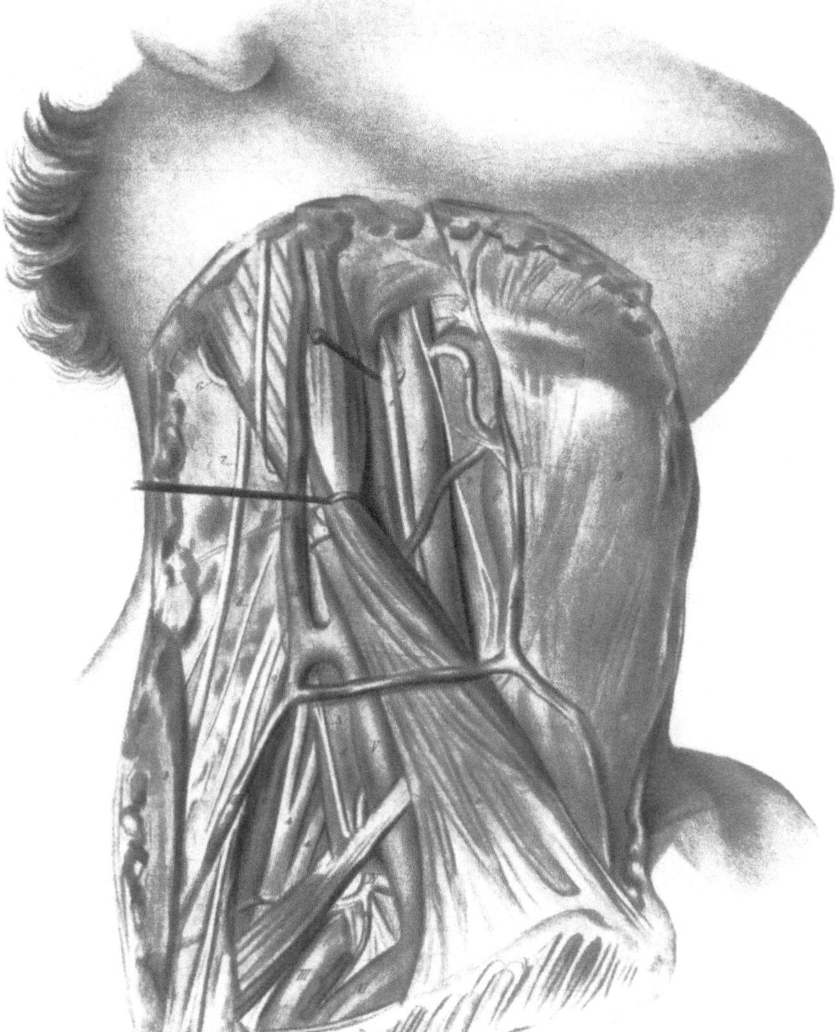

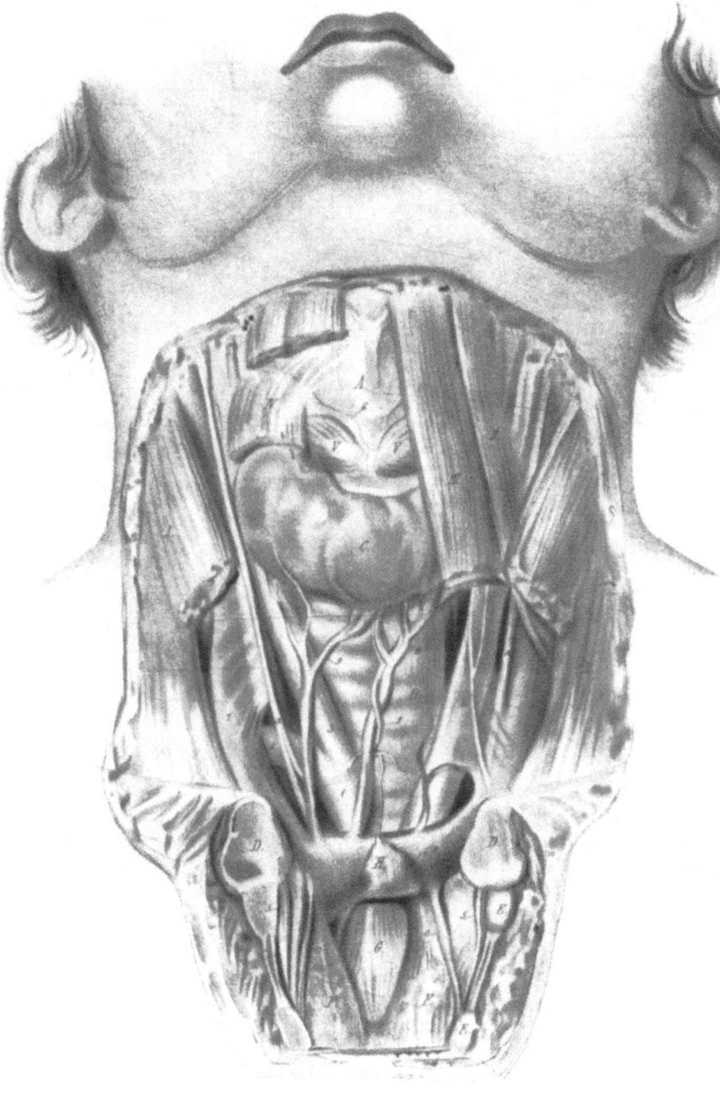

C. Haas sc.

Taf. X.

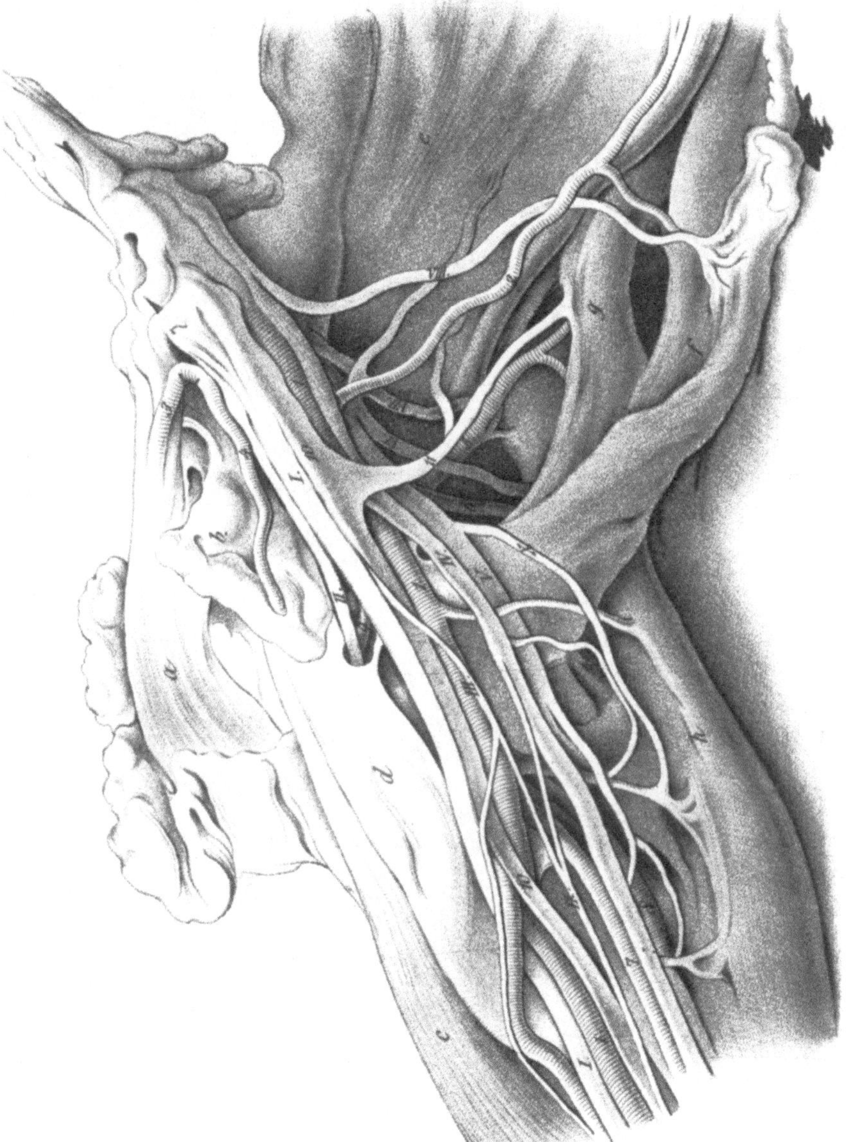

Taf. XI.

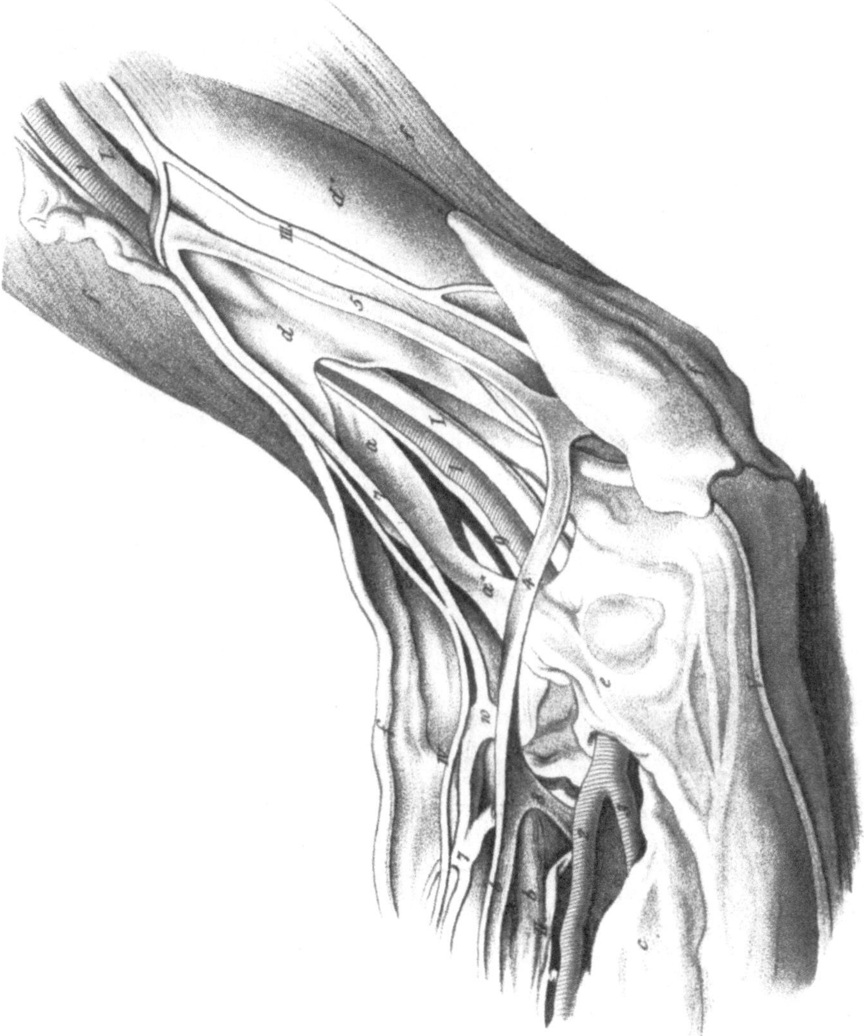

Taf. XII.

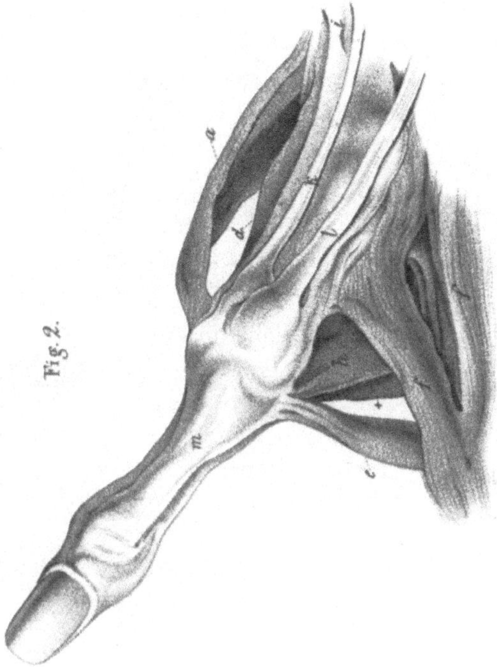

Fig. 2.

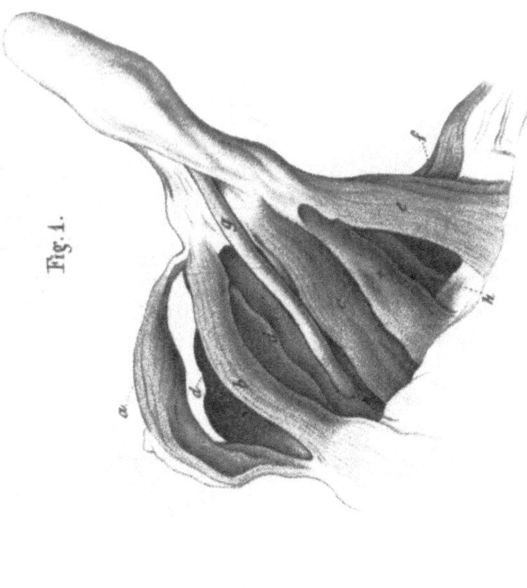

Fig. 1.

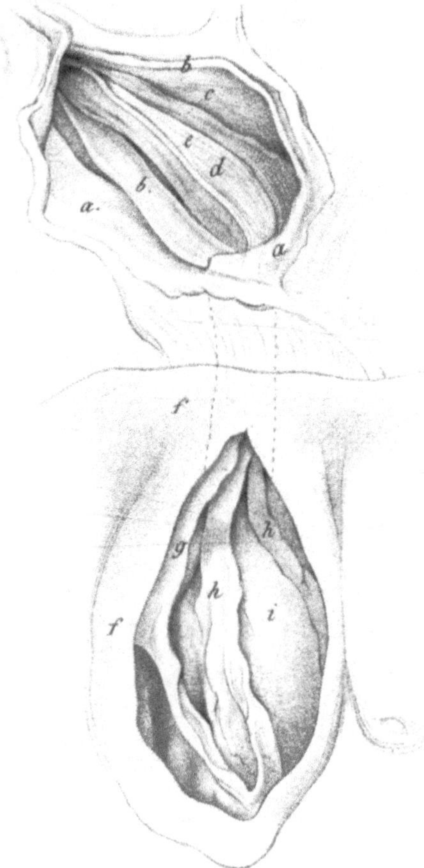
b
c
i
d
b.
a.
a
f
h
g
h
i
f

Taf. XIV.

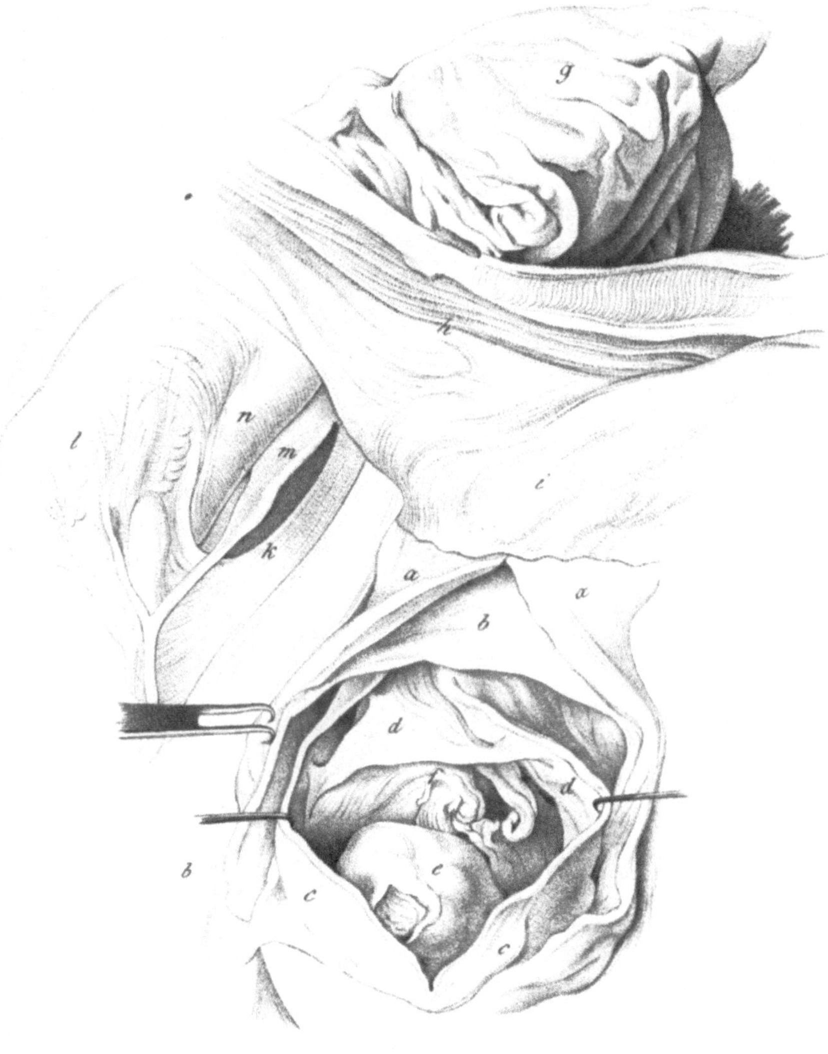

C. Steeglich sc.

Taf. XV.

Fig. 1.

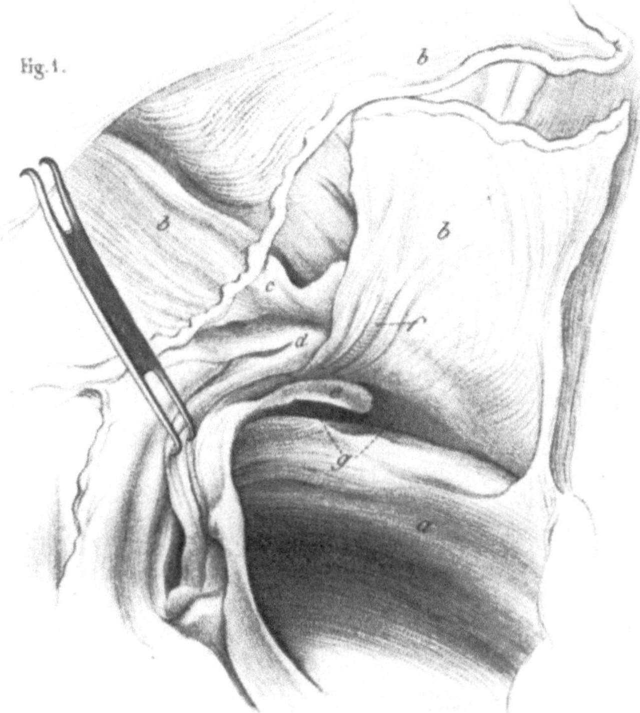

Fig. 2.

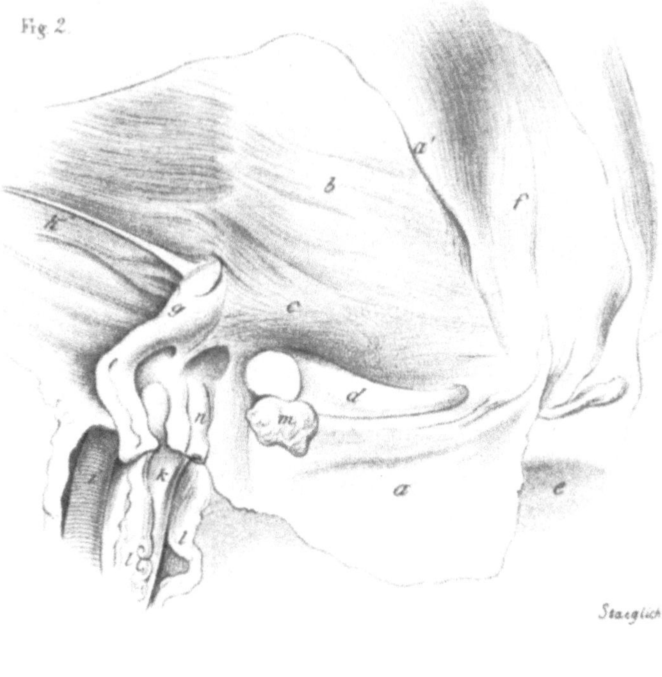

Staeglich sclp

Taf. XVI.

Fig. 2.

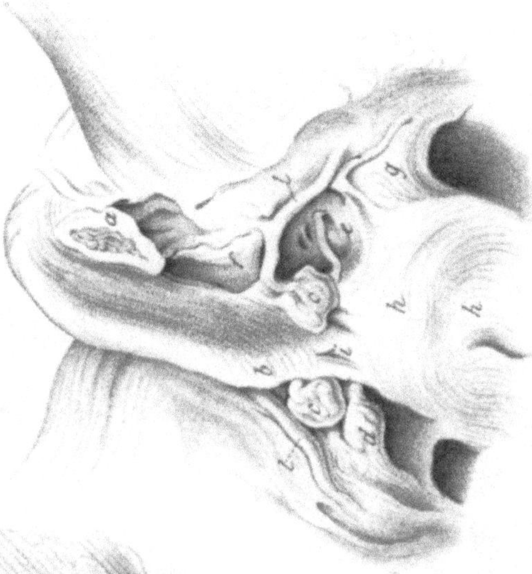

Fig. 1.

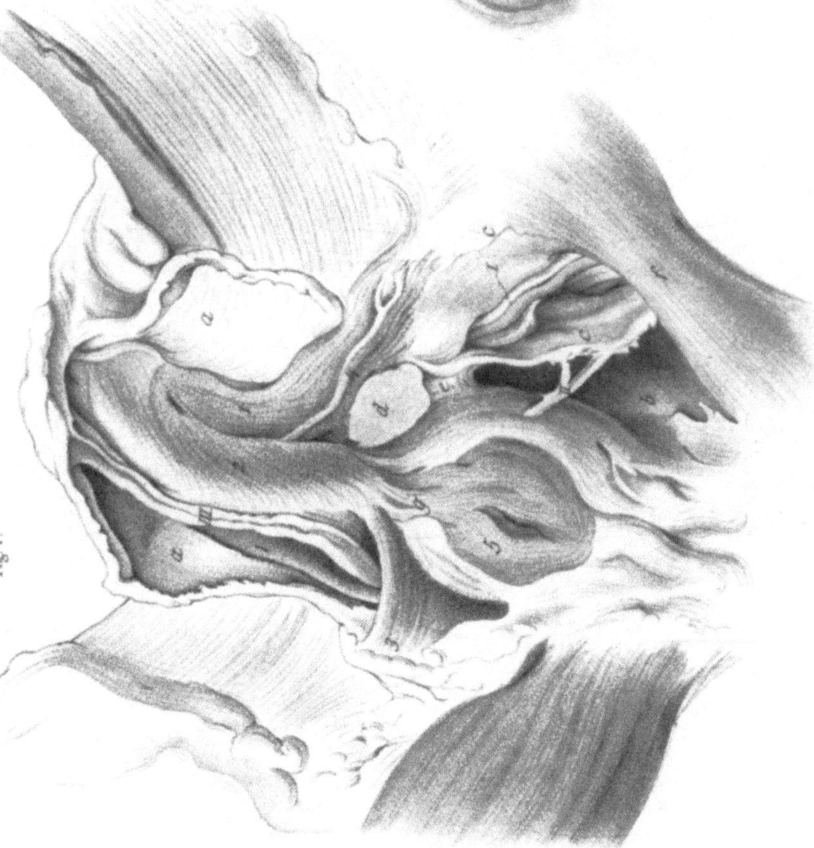

Taf. XVII.

Fig. 2.

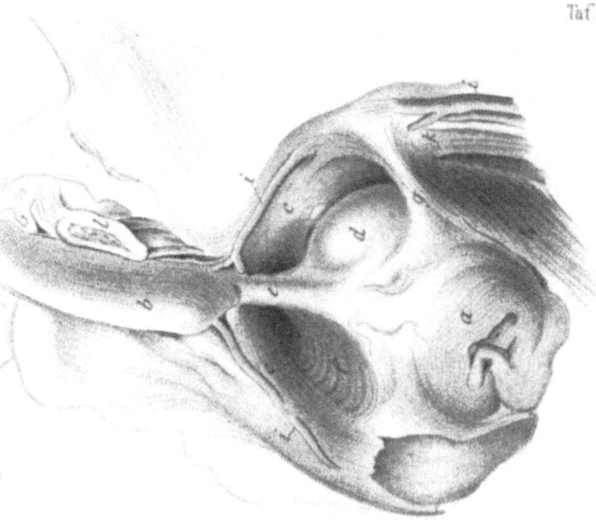

Fig. 1.

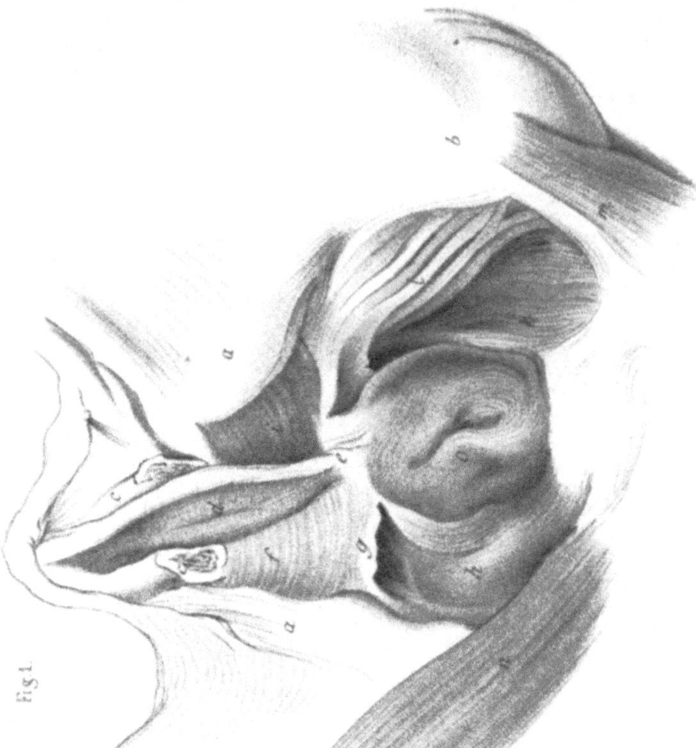

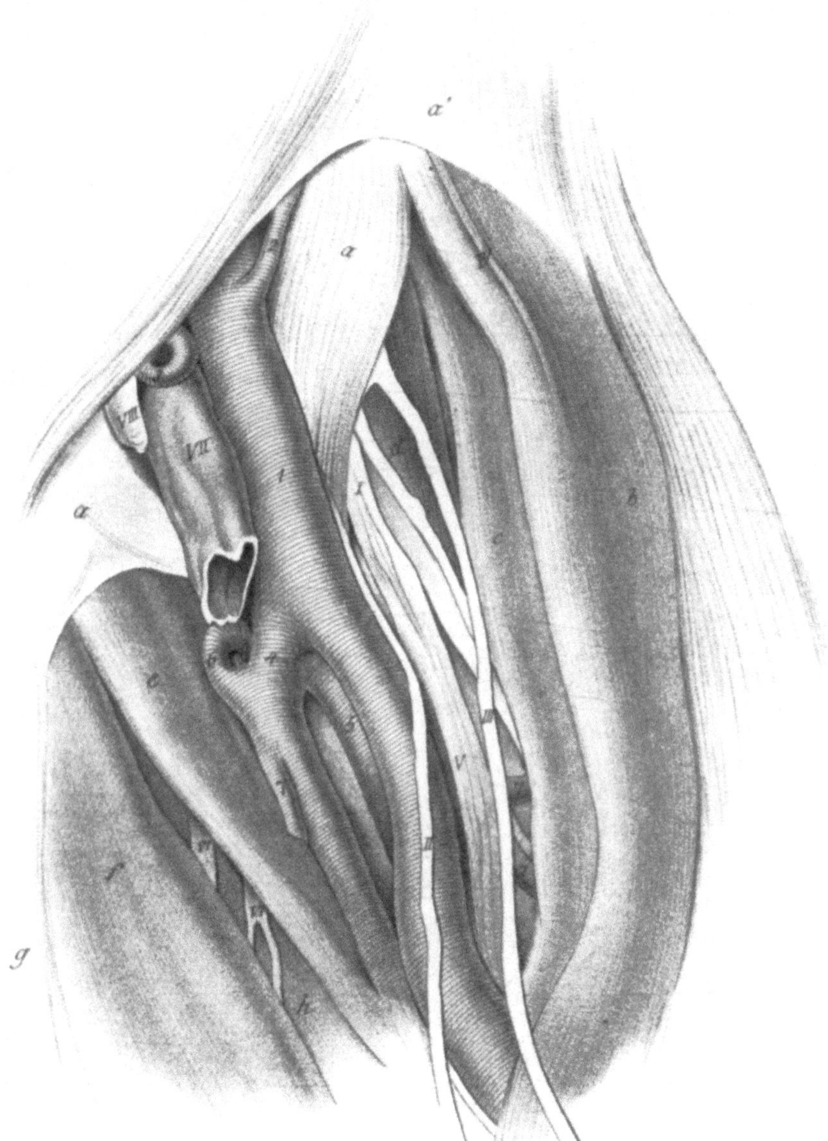

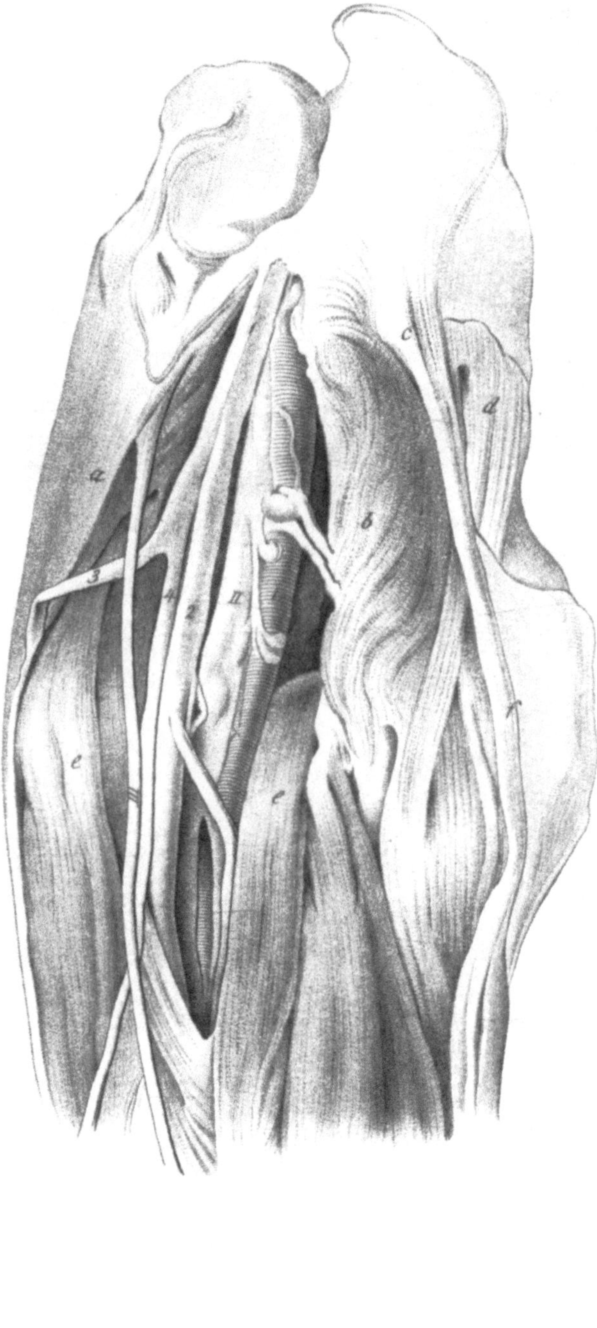
a
b
c
d
e
e
e
f
1
2
3
4
II

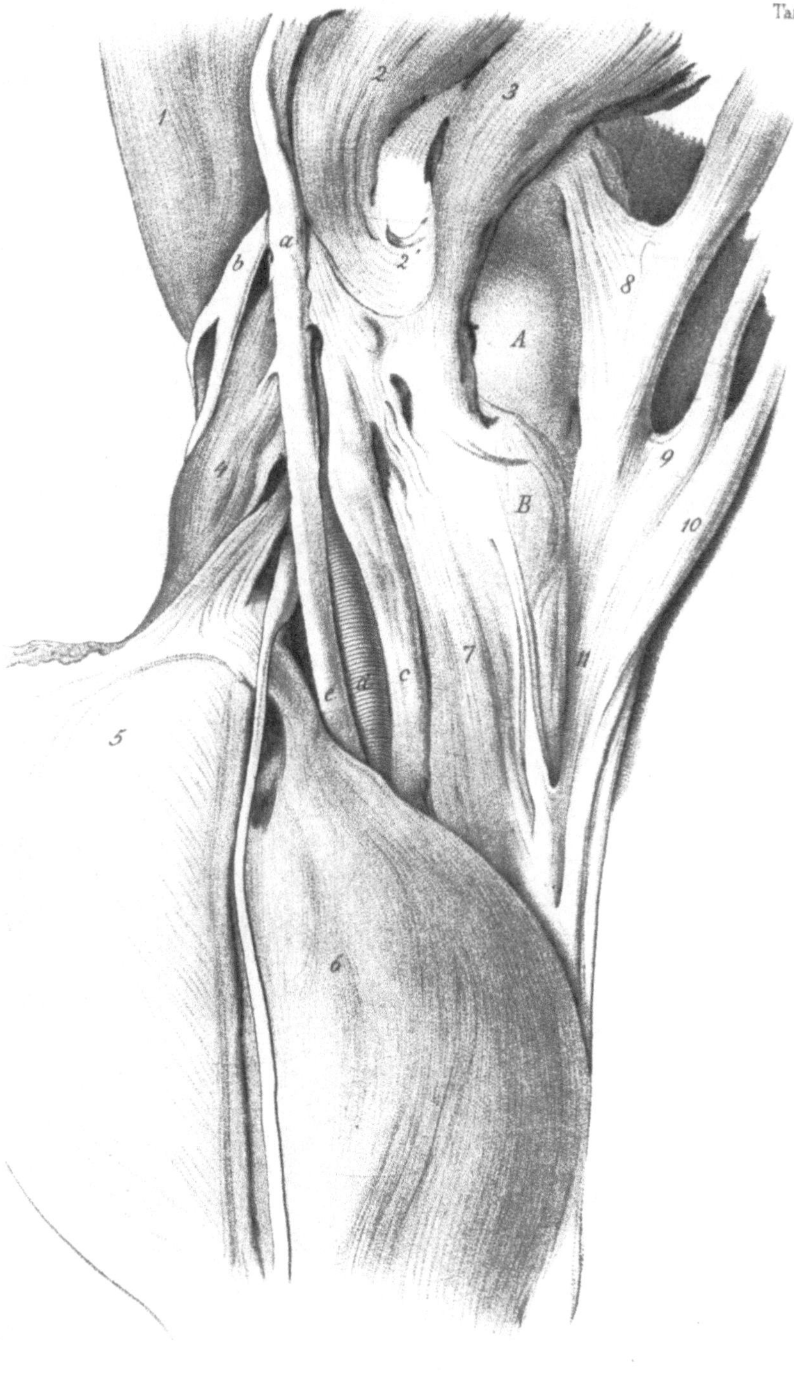
1
2
3
2'
a
b
A
8
4
B
9
10
7
11
e
d
c
5
6

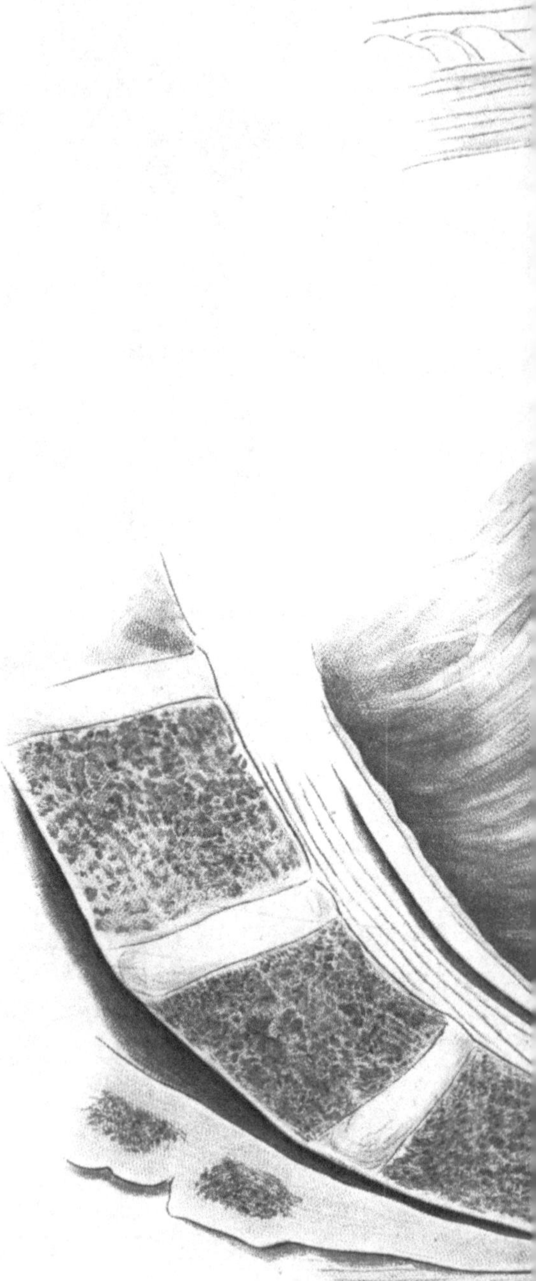

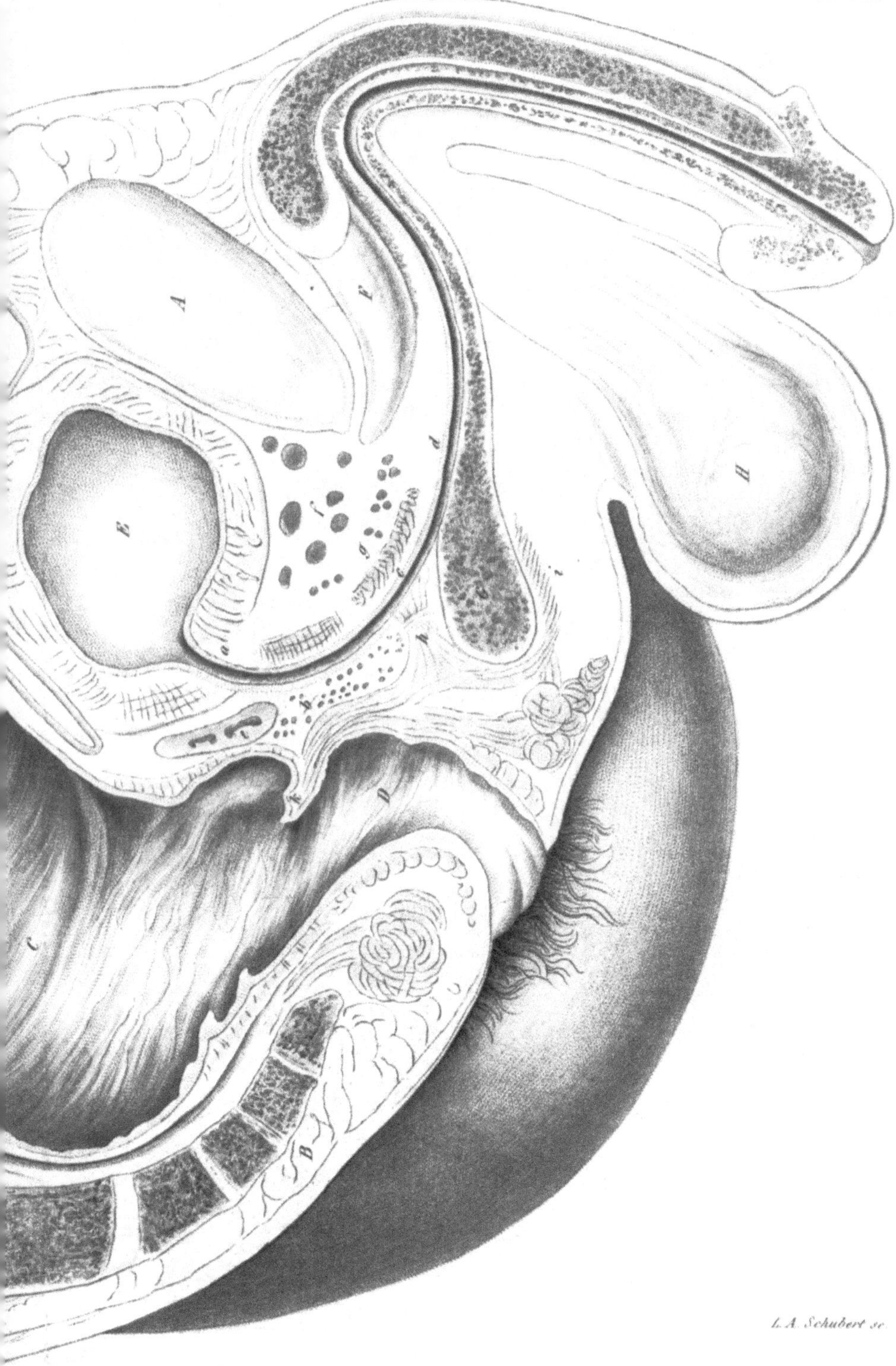

L. A. Schubert sc.

FSC
www.fsc.org
MIX
Papier | Fördert
gute Waldnutzung
FSC® C083411

Zeitfracht Medien GmbH
Ferdinand-Jühlke-Straße 7
99095 Erfurt, Deutschland
produktsicherheit@kolibri360.de